DE

LA GOUTTE

DE SES CAUSES

ET DU TRAITEMENT LE PLUS RATIONNEL

A LUI OPPOSER.

Par Alphonse Teste,

Docteur en Médecine de la Faculté de Paris, Membre du Cercle médical de Montpellier, de la Société géologique de France, etc

Attende ubi albescit veritas.

SANCT. AUGUST., *Conf.*, lib. VI

A PARIS,

CHEZ PILLET AINÉ, IMPRIMEUR-LIBRAIRE,

RUE DES GRANDS-AUGUSTINS, N° 7;

ET CHEZ L'AUTEUR, RUE S^TE^-MARGUERITE S^T^-GERM., 40.

1840

DE LA GOUTTE.

PARIS, DE L'IMPRIMERIE DE PILLET AINÉ,
Rue des Grands-Augustins, n. 7.

DE

LA GOUTTE

DE SES CAUSES

ET DU TRAITEMENT LE PLUS RATIONNEL

A LUI OPPOSER.

Par Alphonse Ceste,

Docteur en Médecine de la Faculté de Paris, Membre du Cercle médical de Montpellier, de la Société géologique de France, etc.

Attende ubi albescit veritas.
SANCT. AUGUST., *Conf.*, lib. XI.

A PARIS,

CHEZ PILLET AINÉ, IMPRIMEUR-LIBRAIRE,

RUE DES GRANDS-AUGUSTINS, N° 7;

ET CHEZ L'AUTEUR, RUE STE-MARGUERITE ST-GERM., 40.

1840

DE

LA GOUTTE

DE SES CAUSES

ET DU TRAITEMENT LE PLUS RATIONNEL

À LUI OPPOSER.

Par Alphonse Coste,

Docteur en Médecine de la Faculté de Paris, Membre du Cercle médical de Montpellier, de la Société géologique de France, etc.

Attende tibi et doctrinæ.
[illegible]

A PARIS,

CHEZ PILLET AINÉ, IMPRIMEUR-LIBRAIRE,

RUE DES GRANDS-AUGUSTINS, N° 7;

ET CHEZ L'AUTEUR, RUE Ste-MARGUERITE St-GERM., 40.

1840

DE LA GOUTTE,

DE SES CAUSES,

ET DU TRAITEMENT LE PLUS RATIONNEL

A LUI OPPOSER.

Extraite d'un travail beaucoup plus étendu, que je me propose de publier sous le titre de *Traité des affections rhumatismales*, cette petite brochure n'est point une histoire complète de l'*arthritis*. Mon intention est seulement d'y résumer, le plus sommairement possible, les principes généraux et les moyens thérapeutiques, que de sérieuses études, et surtout l'observation de faits multipliés, m'ont suggérés sur la maladie dont je vais entretenir mes lecteurs.

Le nombre des écrits spéciaux concernant le rhumatisme et la goutte, publiés surtout depuis quelques siècles, est véritablement effrayant. Mais s'il est avéré pour tous que ces apparentes richesses de la science n'ont été jusqu'à présent que la stérile et irréfragable manifestation de son indigence, je n'y vois nullement un motif de ne point tenter de nouveaux efforts.

Ayant pour but de faire un livre utile et non un livre curieux, je souhaiterais vivement que l'on ne pût découvrir dans mes pages ni idées spéculatives, ni théories systématiques. Les systèmes en médecine, je ne l'ignore pas, ne sont que des coordonations plus ou moins ingénieuses d'idées fictives, puisque les prétendues vérités physiologiques sur lesquelles ils reposent ne sont encore, et ne seront probablement à tout jamais que des hypothèses. Aussi, fais-je, d'avance, bon marché de mon opinion sur tout ce qui se rapportera, dans cet opuscule, à la nature intime de la goutte, aux conditions *essentielles* de son existence, etc., etc. Mais comme, néanmoins, je sens qu'il est impossible au médecin le plus positif de ne point se faire, dans ces questions mêmes, une certaine manière de voir personnelle; comme, après tout, la dissertation, c'est-à-dire l'interprétation raisonnée des phénomènes pathologiques, est pour nous, praticiens, le seul agrément qui nous dédommage un peu des amères et incessantes déceptions que nous éprouvons dans l'application de nos théories, je ne me refuserai point, dans cette circonstance, la satisfaction d'émettre aussi ma profession de foi. Seulement, je le répète, je n'entreprendrai jamais d'en discuter la valeur. En médecine, comme en matière de psychologie et de politique, la liberté de penser est un droit acquis, et j'ai pour maxime que toute conviction sincère mérite le respect.

---

§ Ier.

Il n'est guère de mots plus entachés d'*ontologie* que celui de goutte. L'esprit de l'homme de l'art qui le prononce se reporte involontairement vers cette ténébreuse époque de mythologie médicale, où les explications scientifiques étaient d'autant mieux accueillies des adeptes, qu'elles reposaient sur des données plus merveilleuses. Préoccupés des théories humorales qu'avait élucubrées le cerveau de Galien, et qui, depuis, n'avaient cessé de dominer toutes les intelligences, les médecins du XIIe siècle imaginèrent qu'une goutte de sang extravasée et déposée accidentellement dans la trame des tissus articulaires, était la source de tous les symptômes plus ou moins graves qu'ils voyaient se développer dans l'inflammation aiguë des jointures; de là, le bizarre synonyme donné aux expressions déjà vieillies d'*arthritis*, de *podagre*, etc. Si, pour apprécier les raisons sur lesquelles reposa ce singulier néologisme, nous évoquons nos connaissances actuelles en anatomie et en physiologie, l'hypothèse de nos bons aïeux va nous sembler d'abord prodigieusement ridicule. Mais, si nous réfléchissons un instant à ce qui leur manquait pour juger sainement des faits pathologiques, nous ne tardons pas à nous sentir enclins à l'indulgence, et nous leur accorderions même volontiers le pardon de tous leurs sophismes, s'ils n'avaient pas été destinés à leur survivre si longtems. En résumé, cette goutte de sang ou d'humeur âcre, considérée comme un corps étranger introduit dans l'économie, n'était pas plus absurde que la fameuse épine de Van Helmont, cette idée mère qui devint plus tard le grand pivot de la médecine physiologique. Seulement, cette définition de l'*arthritis* était une de ces explications subtiles qui n'expliquèrent jamais rien, et l'ame d'une de ces théories *à priori*, qui, depuis, ont si souvent et si inutilement fait retentir nos écoles. Cette manière d'envisager les choses, qui serait aujourd'hui d'un monstrueux anachronisme, était d'ailleurs digne, en tous points, de l'époque de barbarie dont je parle. Bien loin de pouvoir formuler sur la vie physique de l'homme des principes applicables en médecine pratique et capables de fournir des déductions heureuses au nosographe, les médicastres d'alors n'avaient pas même de notions exactes sur la disposition anatomique des organes. Cela se conçoit, car c'est le propre des choses humaines de naître avant de finir, et aucune science n'apparaît toute formée dans le monde, comme cette fille de Jupiter qui naquit armée de pied en cap. Mais pourquoi, si l'on convient de cette vérité banale, s'obstine-t-on à rappeler et à citer sans cesse l'opinion des anciens sur les matières les plus délicates? Quel besoin de gaspiller leur tems et d'assommer leurs lecteurs porte donc la plupart de nos écrivains à cette ridicule manie? Auraient-ils la prétention, par là, de nous faire croire à la conscience de leurs recherches bibliographiques et à la profondeur de leur érudition? En vérité, le moyen est peu sûr, aujourd'hui qu'il y a tant de *savoirs* de contrebande, et que l'*art de ne rien ignorer* n'est plus qu'une recette vulgaire. Voyez, par exemple, avec quelle inébranlable assurance M. Giraudeau de Saint-Gervais parle chimie dans son *Traité de la syphilis*. Qui se doute de ses bévues? Les vrais savans sont si rares! M. Giraudeau ne s'en fait pas moins une réputation de chimiste, comme une réputation d'érudit en paraphrasant l'auteur anglais Swediaur. Mais revenons à notre sujet.

La goutte paraît avoir été connue et étudiée dès l'antiquité la plus reculée. Hippocrate en parle judicieusement en plusieurs passages, mais nulle part il ne s'attache à la distinguer du rhumatisme; le même nom d'*arthritis* sert du moins, dans ses œuvres, à désigner en commun l'une et l'autre de ces deux maladies. Ce ne fut guère qu'au XVIe siècle, c'est-à-dire à la renaissance des lettres et des sciences, que l'on essaya de tracer les caractères différentiels du rhumatisme et de la goutte, dont seulement, alors, on commença à faire deux affections distinctes. Or, depuis Baillou, qui, le premier, la proposa, jusqu'à M. Chomel, qui la rejette comme sans fondement, cette malheureuse division nosologique fut le sujet d'interminables controverses. La goutte et le rhumatisme articulaire sont-ils ou ne sont-ils pas identiques? — Oui. — Non. — *Hippocrates aït, et Galenus negat.*—On discute, on crie, on raisonne, on déraisonne, et le problême demeure sans solution. Que de volumes n'écrirait-on pas! et quels volumes! si l'on voulait rapporter tous les argumens (sans compter les injures) dont les partisans du *pour* et du *contre* se sont tour à tour mutuellement écrasés! Oh! quant à cela, il faut leur rendre justice : les médecins n'hésitent jamais à se faire martyrs de leur opinion plutôt que d'en démordre. Ils bataillent pour un mot, et se feraient écharper pour un point de doctrine. Mais enfin, dans le cas présent, qui avait raison et qui avait tort? Personne, à mon avis. La vérité, comme de coutume, gisait entre les deux camps. Essayons de le démontrer.

Et d'abord, pourquoi ne s'entend-on pas? 1° Parce qu'on serait désespéré de s'entendre; 2° parce que, suivant l'avis d'un grand penseur (Sterne) : « Une fois qu'on a conçu une opinion, tout ce qu'on voit, tout ce qu'on entend, tout ce qu'on lit, semble concourir à la fortifier »; 3° enfin, l'on ne s'entend pas, parce que l'on apporte dans la discussion toujours de l'animosité, quelquefois de l'ignorance, et fort souvent de la mauvaise foi. Est-ce en conscience, par exemple, qu'un des plus illustres champions de l'identité, dans une série d'argumens où il combat ce qu'il appelle la *prétendue prédilection de la goutte* pour les classes riches, nous affirme que l'on ne voit pas de goutteux dans les hôpitaux, tout simplement parce que l'homme du peuple ne vient pas d'ordinaire implorer des soins pour un *orteil* ou un *doigt rhumatisé*. Ah! ma foi, que ce haut baron de la science le prenne comme il le voudra, mais ces paroles lui infligent, à nos yeux, l'alternative de nous voir révoquer son expérience, ou suspecter sa sincérité! Quoi! monsieur R***, vous, le si digne interprète d'un des hommes les plus justement famés de notre époque, pouvez-vous abuser à ce point de votre beau talent d'écrivain! Quoi! monsieur, vous ne savez pas, ou plutôt vous affectez de ne pas savoir, que la goutte, lors même qu'elle n'atteint encore que quelques petites articulations des orteils ou du métatarse, est déjà fort souvent une cruelle maladie, et qui cause, à celui qui a le malheur d'en être affecté, de si atroces douleurs, que tout le courage d'un des rustres dont vous vantez le stoïcisme ne parviendrait pas à les lui faire endurer sans se plaindre. Certes, tous les goutteux ne sont pas de petites maîtresses. J'en ai connu de fortement constitués au moral comme au physique, et qui pourtant m'ont avoué n'avoir jamais pu supporter, sans perdre patience, les tourmens que leur mal, même à son début, leur avait fait souffrir. Que les ouvriers et les gens du peuple soient, comme vous le dites, aussi bien sujets aux arthrites des petites articulations que les hommes des castes privilégiées, c'est là ce que personne, j'imagine, n'a jamais songé à vous contester; mais, que ces arthrites soient la goutte, la véritable goutte, telle que l'ont décrite Baillou, G. Musgrave, de Saux, J. Hoffmann, Scudamore, Sydenham, etc., etc., c'est ce que je nie et ne croirai jamais. Expliquons-nous donc là-dessus, si vous le permettez.

On ne saurait disconvenir, et je suis le premier à le reconnaître avec vous, que la goutte régulière n'ait, au premier abord, quelques points frappans d'analogie avec le rhumatisme articulaire aigu. Je vais plus loin encore, j'admets qu'il est fort difficile, quelquefois même impossible d'établir d'une manière précise le diagnostic différentiel de l'une et de l'autre de ces deux maladies, dans la première période de leur existence. Ainsi, siége aux articulations; douleurs spontanées et périodiques; augmentation de chaleur dans les régions entreprises; quelquefois changement de couleur à la peau et tuméfaction des tissus; enfin, réaction fébrile plus ou moins vive, et presque toujours proportionnée à l'acuité de la douleur locale; tels sont les symptômes qui appartiennent en commun à l'arthrite simplement inflammatoire et à l'arthrite goutteuse. Mais si, pour juger impartialement la question délicate qui nous est proposée, il nous est permis non-seulement de rapprocher dans leurs traits généraux, mais encore de confronter dans tous leurs détails, depuis leur début à leur terminaison, les deux affections que l'on prétend identiques, l'observation ne tarde pas à nous dévoiler, entre elles, quelques notables différences. Ainsi :

1° Relativement au siége.

M. Chomel (*Leç. clin.*) dit avoir vu quelquefois, mais *quelquefois* seulement, l'arthrite aiguë débuter par les petites articulations chez les gens du peuple, réflexion qui signifie incontestablement que ce célèbre médecin a constaté un grand nombre de fois le même phénomène sur des sujets des classes opulentes. Eh bien! M. Chomel, vous que, d'une part, votre position de médecin d'hospice, et d'autre part votre clientelle étendue, mettent à portée d'étudier la pathologie dans tous les degrés de l'échelle sociale, j'en appelle à votre bonne foi si connue. D'où vient la différence que vous signalez? Comment expliquez-vous les prédilections aristocratiques de *certaine forme* du rhumatisme; ou comment se fait-il, en d'autres termes, que celui-ci ait pour les gens de *la bonne société,* et pour eux seulement, son lieu d'élection. Convenez, monsieur, qu'il y a quelque chose de raisonnable dans l'objection que je soulève, et que, quoi qu'en dise votre spirituel commentateur, il n'est pas facile d'y répondre sans tomber dans mon sens, ou sans nier effrontément des faits que tout le monde a vus, et que chaque jour reproduit.

2° Relativement au siége.

Dès son début, le rhumatisme est mobile, c'est-à-dire qu'on le voit souvent disparaître, tout à coup et sans causes appréciables, de l'articulation ou des articulations qu'il avait envahies dans le principe, pour se porter sur d'autres, et quelquefois même sur des masses musculaires éloignées de toutes jointures. La goutte, au contraire, ne se déplace spontanément qu'après un assez grand nombre d'accès, et encore n'est-ce point un véritable déplacement, puisque, tout en gagnant de nouvelles régions, elle n'abandonne jamais complètement celle qu'elle avait primitivement affectée. Ce caractère de fixité, qui mérite, à mon avis, toute l'attention des médecins spécialistes, se rattache, comme on en pourra juger par la suite, à des conditions organiques importantes.

3° Relativement à la terminaison.

Le rhumatisme, en passant à l'état chronique, débilite presque toujours le sujet qu'il atteint, jusqu'au point de le faire mourir quelquefois de consomption, tandis que nous voyons la goutte lier jusqu'à la fin son existence à une remarquable exubérance d'embonpoint. « Les goutteux vivent vieux, » a dit Broussais (*Cours de path. et de thérap. génér.*), et le dicton vulgaire qu'ils meurent d'une goutte remontée, ne signifie autre chose, sinon que c'est par le cerveau, par le cœur, ou par un autre viscère important qu'ils succombent; exprimons autrement la même idée : On ne meurt pas de la goutte.

Enfin, pour couper court à ce tableau comparatif que je n'ai ni la prétention, ni le désir bien grand de rendre complet, je termine en énonçant le caractère fondamental, et quoiqu'on en ait pu dire, pathognomonique de la goutte. Chacun devine que je veux parler de la formation des tophus dans les articulations. On verra tout à l'heure quel rôle important je fais jouer à ces productions calcaires dans le développement et la marche des arthrites goutteuses. Mais avant de passer outre, puisque je me suis imposé la mission ardue et délicate de concilier deux partis exclusivement et diamétralement opposés, sinon par leur conviction, du moins par leur profession de foi, tâchons de faire entendre quelques paroles de paix, au milieu du conflit tumultueux des opinions.

Vous voulez absolument, messieurs les partisans de l'*identité*, que la goutte ne soit pas autre chose, dans son essence, que le rhumatisme articulaire? Eh bien! soit, je vous l'accorde. Mais à votre tour, messieurs, me refuserez-vous votre adhésion à cette grande vérité de pathologie, à savoir que chaque maladie revêt un caractère, ou tout au moins une physionomie, directement en rapport avec la constitution, c'est-à-dire la disposition physiologique, innée ou acquise, de chacun des sujets qu'elle atteint. Cela est vrai, n'est-ce pas? si vrai, que c'est précisément dans cette variété infinie dans le degré et la forme de chaque maladie, due à la variété également infinie des constitutions individuelles, que gisent les véritables difficultés de la médecine pratique. Or, cela posé, pourquoi voudriez-vous que votre rhumatisme articulaire eût seul l'étrange privilége d'échapper à cette règle générale? je n'ai pas besoin de vous rappeler qu'il existe des relations très-explicables entre la composition des humeurs et la nature des substances alimentaires introduites chaque jour dans l'économie. Vous êtes également d'accord avec moi, relativement à l'influence directe et incessante qu'exercent les agens hygiéniques sur le degré des forces, de l'action vitale, etc., dans chaque individu, et vous rejetteriez, à coup sûr, comme insoutenable, la proposition qui admettrait que la disposition physique, la *diathèse* si vous voulez, d'un pauvre diable de porteur d'eau, qui se nourrit misérablement de lentilles et de pois-chiches, ressemble à celle de ce désœuvré sybarite, adonné dès son enfance aux jouissances de la table, dont l'unique souci, pendant qu'il digère son repas du matin, consiste à *méditer* son repas du soir, et dont l'estomac complaisant, par suite d'une longue habitude, engoutit chaque jour six fois autant d'alimens qu'il en faudrait à l'entretien de sa vie. — Eh bien, je suppose, moi, que sous l'influence de quelque cause éventuelle, ces deux hommes, placés dans des conditions si différentes, viennent à être pris simultanément d'une attaque de rhumatisme aigu. — Que va-t-il se passer? L'aspect et la marche de la maladie seront-ils les mêmes dans les deux cas? Certes, il n'est pas plus besoin de génie, que de longues méditations physiologiques, pour résoudre une question semblable, et le plus mince sens commun suggérera la négative au premier venu. Observons, en effet: Les premiers symptômes se ressembleront, c'est possible, mais attendons un peu, et nous ne tarderons pas à voir disparaître progressivement cette prétendue similitude. Ainsi, tandis que, chez l'un de nos deux sujets (le porteur d'eau), des ondées d'un sang aqueux, bien que plus ou moins enflammé, se seront faites vers les articles, où elles auront déterminé une turgescence douloureuse, et plus ou moins persistante des tissus environnans; le même phénomène, en s'effectuant chez l'autre, aura encroûté les surfaces articulaires de ces calcaires azotés que chariait son sang, où, de longue date, les avait déposés son alimentation dépravée et ultra-nutritive. En un mot, le rhumatisme restera rhumatisme chez l'un, tandis qu'il deviendra goutte chez l'autre.

Cette explication me paraît simple, plausible, nullement ontologique, et je conçois très-bien, en l'admettant, comment chaque accès de goutte peut laisser après lui les élémens d'un nouvel accès, les tophus concrétés dans les articulations y constituant désormais un agent fixe d'irritation; et voilà justement la proposition que je soulevais il n'y a qu'un instant, en annonçant que je rattacherais la fixité de l'arthrite goutteuse à des conditions organiques.

Mais je vais plus loin encore. Serait-il absolument indispensable à la production des tophus, que les articulations où ils s'amassent eussent été le siége d'inflammations apparentes? Ne pourrait-il pas se faire, en d'autres termes, que nous prissions tout uniment la cause pour l'effet, en considérant ces tophus comme résultats nécessaires de phlogoses articulaires? Qui nous prouve, en effet, que les incrustations tophuciées ne soient pas susceptibles de s'effectuer sourdement, à la longue et sans trouble manifeste, pour devenir, à l'occasion de quelque circonstance accidentelle, la cause matérielle d'un accès de goutte? Cette supposition, à mon avis, n'a rien que réprouve le bon sens; et si l'on y ajoute que l'étranglement des capillaires sanguins, à travers les tissus fibreux et compactes de la main et du métatarse, peut être une condition favorable à la distraction des élémens calcaires dont je parle, on se sera de suite expliqué, et le mécanisme qui préside au développement de l'arthritis, et la prédilection de cette maladie pour les petits articles.

Cette théorie, qui peut-être trouvera des partisans, rappelle un peu, j'en conviens, celle qu'autrefois avait imaginée Barthès, qui, suivant l'ironique expression de Broussais, comparait le sang des goutteux à l'eau d'une fontaine pétrifiante. C'est qu'en effet, l'expérience avait déjà appris à Barthès, comme l'observation nous l'a également démontré, que ce n'est pas seulement aux articulations que l'on rencontre, chez les goutteux, les concrétions d'urate et de phosphate alkalins, désignés sous le nom de tophus. Tous les organes, chez eux, s'encombrent successivement de ces sels; et voilà pourquoi on les voit si fréquemment atteints de la gravelle ou de nephrites calculeuses, et rendre même, par la voie de l'expectoration, certaines matières *terreuses*, qu'on a comparées à de la craie.

Il est donc indubitable pour moi, d'après ce que je viens d'établir, que l'*arthritis* est toujours, ou presque toujours, une maladie générale, c'est-à-dire dont les élémens peuvent être fort long-tems disséminés dans l'économie avant d'y produire des désordres appréciables, et avant qu'aucun symptôme local n'en révèle indispensablement la présence. C'est enfin, suivant l'ingénieuse métaphore d'un écrivain moderne, une mine cachée à laquelle il ne faut que mettre le feu pour en déterminer l'explosion.

Or, ces principes, une fois posés, entraînent nécessairement après eux différens corollaires qui n'en sont, pour ainsi dire, que les applications. Ainsi, par exemple, sans disconvenir que Barthès n'ait été trop exclusif en insinuant que toutes les maladies des goutteux n'étaient que des formes de la goutte, nous concevons parfaitement qu'il se mêle presque toujours de la goutte aux maladies des goutteux, comme il y a toujours un peu de syphilis dans les maladies des vérolés. — Voilà des idées, je ne l'ignore pas, que certains *solidistes,* si cet écrit tombe entre leurs mains, ne manqueront pas de traiter de rêveries et de billevesées. Mais, comme de fanatiques dénégations ne sauraient altérer une vérité, tous les quolibets du monde ne me feront pas changer d'avis, et surtout ne m'ôteront jamais le courage de mon opinion. On ne rejette, d'ailleurs, plus universellement aujourd'hui la diffusion préalable d'un grand nombre de maladies réputées locales; et le docteur Piorry, entre autres, dans l'excellent article *Hémo-arthrite* de son *Traité de médecine pratique*, a produit un grand nombre de faits aussi concluans qu'authentiques, en preuve de l'excitation fébrile et de l'état inflammatoire du sang (*hémite*), qui, dans la grande majorité des cas, précèdent de plusieurs jours la localisation de l'arthrite aiguë. Cet habile médecin, pour le dire en passant, n'avait point commis une méprise en formulant son traitement de l'arthrite inflammatoire d'après les principes qu'il s'était posés sur la nature de cette douloureuse affection; et, malgré les jalouses prédictions d'un de ses confrères, *les revers du lendemain* n'ont point encore démenti pour lui *les succès fortuits de la veille*. Cependant, tout en nous plaisant à rendre hommage au talent ingénieux et essentiellement pratique de M. Piorry, nous sommes forcé d'avouer, par anticipation, que l'on trouvera, consignées dans le *Traité des affections rhumatismales*, les raisons qui nous font rejeter, presque en entier, son mode de thérapeutique. Mais si, comme nous ne craignons pas d'en faire l'aveu, nous partageons la conviction de ce praticien distingué, relativement aux phénomènes généraux précurseurs de l'hémo-arthrite, et constituant, suivant lui, les véritables prodromes de cette phlegmasie, nous nous croyons autorisé à admettre, *à fortiori*, cette espèce de relation latente, mais néanmoins réelle, que nous nous sommes efforcé de démontrer, entre la manifestation extérieure de l'arthritis (accès), et la constitution spéciale des fluides chez les individus que cette maladie doit affecter un jour (diathèse goutteuse).

Cette question, selon moi, est, pour le moins, intéressante, et je lui donnerais volontiers de plus amples développemens si je ne craignais de fatiguer la patience de mes lecteurs ; mais peut-être trouvera-t-elle de nouveaux éclaircissemens dans les paragraphes qui vont suivre.

---

§ II.

L'anatomie pathologique, jusqu'à nos jours, n'a rien ajouté de bien important à ce que la simple observation des malades, jointe au raisonnement, avait appris sur la nature de l'arthritis, ce qui tient sans doute : 1° à ce que l'on en meurt rarement, ainsi que j'ai déjà eu l'occasion de le faire observer ; 2° à ce que les goutteux appartenant généralement à des familles riches, les cadavres de ceux qui succombent à quelque affection intercurrente sont rarement abandonnés aux recherches de l'anatomiste. Il résulte donc de là qu'il ne faut attribuer qu'au petit nombre des autopsies faites jusqu'à présent le peu de lumières qu'on en a tirées.

Les altérations organiques rencontrées dans les articulations goutteuses ne paraissent pas, d'ailleurs, différer essentiellement (aux tophus près) de celles que laissent après elles les affections rhumatismales, et en général toutes les phlegmasies articulaires; ainsi : érosion, amincissement ou épaississement des cartilages; gonflement et quelquefois ramollissement des extrémités osseuses; opacité des membranes synoviales et des capsules tendineuses avec changement de couleur et de consistance de la synovie; infiltration du tissu cellulaire; indurations, *nodosités* dans les muscles et les tendons; hypertrophie du système capillaire sanguin, et principalement des réseaux veineux. Enfin, dans quelques circonstances heureusement peu communes : foyers purulens (Broussais); et, plus rarement encore : épanchement de sang et dépôts de caillots dans les cavités *intrà*-articulaires, comme MM. Rostan et Ferrus l'ont observé une fois sur le cadavre d'une femme morte à la Salpétrière.

Les tophus sont, ainsi que leur nom l'indique, des concrétions pierreuses, mais dont la composition chimique varie un peu suivant les individus. Ils sont articulaires ou non articulaires : les premiers se forment dans la cavité même de la membrane synoviale, ou entre cette membrane et les cartilages qu'elle recouvre, ou enfin entre les parties fibreuses environnantes; les seconds ont leur siége dans le tissu cellulaire, les muscles, les aponévroses, le périoste, et le tissu osseux lui-même. Leur volume varie depuis celui d'un grain de millet jusqu'à celui d'une forte noix; leur forme est ordinairement ovoïde ou arrondie, et leur surface est rugueuse, excepté aux points où ils se touchent entre eux, car il n'est pas rare de voir ces corps rapprochés et réunis en grand nombre, de manière à former des espèces de chapelets, que l'on reconnaît aisément à travers l'épaisseur de la peau. Il arrive même assez souvent que les plus superficiels finissent par user ce tissu membraneux, en y causant un point d'inflammation d'ordinaire très-limitée, et par donner lieu à des fistules, à travers lesquelles on les voit à la fin s'échapper, entraînés par une suppuration éliminatoire.

Faite pour la première fois par Bertholet, l'analyse des concrétions tophacées a, depuis, été répétée par différens chimistes; mais, comme je l'ai observé plus haut, les résultats qu'elle a présentés ne se sont pas constamment trouvés les mêmes. Ainsi, d'après Wollaston, ces substances seraient principalement formés d'urate de soude; tandis que voici, d'après M. Laugier, la nature et les proportions des élémens qui entrent dans leur composition :

Pour 12 parties :

Eau enlevée par la dessiccation. .	2
Matière animale.	1
Acide urique.	2
Urate de soude.	2
Urate de chaux.	1
Chlorhydrate de soude.	2
Pertes.	2

M. Barruel fils, qui a fait aussi l'analyse des tophus, a reconnu qu'ils étaient formés d'un mélange d'urate de soude et de phosphate de chaux, résultats qui s'accordent assez bien avec ceux d'une analyse que j'ai eu moi-même l'occasion de faire il y a quelques mois.

Sur 20 parties, j'ai trouvé :

Pertes par la dessiccation. . . .	2,5
Matière animale.	3
Urate de soude.	4

Acide urique.	2,5
Sous-phosphate de chaux. . . .	5
Pertes.	3

Il est à noter, comme un fait de la dernière importance, que la réunion de ces divers principes constitue des corps qui, par leur composition chimique, se rapprochent singulièrement de la plupart des calculs vésicaux. Cette considération, qui ne devait point échapper à la perspicacité d'un des savans les plus distingués et les plus consciencieux de notre époque, M. le professeur Cruveilhier, fut sans doute la base de l'ingénieuse analogie qu'il chercha à établir, dans son traité d'anatomie pathologique entre l'arthrite et la gravelle. Nous avons déjà, pour notre compte, manifesté précédemment notre manière de voir à ce sujet. Mais nous devons avouer, néanmoins, que, tout en nous expliquant d'une manière assez satisfaisante cette communauté d'origine pour la goutte et les affections calculeuses de la vessie ou des reins, nous sommes obligés d'admettre qu'il existe des sympathies d'un autre genre entre les voies urinaires et les articulations des membres abdominaux. Emise pour la première fois par le vieillard de Cos (*des Prédictions*), cette assertion a été vérifiée depuis par un grand nombre de faits, et personne n'ignore aujourd'hui, par exemple, qu'un des accidens les plus graves et je dirais presque les plus fréquens que l'on voit succéder à la suppression trop subite ou intempestive d'un écoulement blennorrhagique, ne soit l'arthrite sub-aiguë ou l'hydrarthrose des genoux. M. Moffait, dans son excellente thèse inaugurale (Paris, 1810), a constaté les mêmes accidens métastatiques, comme pouvant survenir à la suite de certaines opérations pratiquées sur l'urêtre, quelquefois même à la suite du simple cathétérisme. Mais ces phénomènes, quel que soit leur rapport apparent avec le sujet que nous traitons, n'infirment aucunement l'hypothèse que nous avons déjà mentionnée sur l'identité pathogénique des tophus articulaires et des calculs vésicaux. De fréquentes analyses comparatives pourront seules amener, par la suite, la solution définitive de cette question.

§ III.

Peut-être devrais-je maintenant, pour la régularité de ce petit ouvrage, faire à mes lecteurs la description de la goutte, c'est-à-dire l'exposé méthodique de son invasion, de sa marche, de ses symptômes à ses différentes périodes, et des variétés sans nombre que ceux-ci présentent suivant les idiosyncrasies. Mais, outre que cette description se trouve partout (1), je craindrais de faire un double emploi en la plaçant ici, un long chapitre du livre que j'annonce étant destiné à combler la lacune volontaire que je vais laisser. La principale raison qui me détermine d'ailleurs à en agir ainsi est la persuasion où je suis, qu'il est impossible d'abréger une description nosographique sans en altérer l'exactitude. Comme les phénomènes de la nature, et surtout peut-être les phénomènes pathologiques, lorsqu'on est doué d'assez de patience pour les envisager successivement sous toutes leurs faces, se montrent d'ordinaire infiniment plus complexes qu'on eût été porté d'abord à le supposer; comme presqu'à chaque instant, quelque sujet de négation, plus ou moins caché, vient contredire dans l'esprit de l'observateur impartial, qui cherche à les analyser, l'affirmation que celui-ci avait d'abord

(1) *Voir* l'inimitable *Traité* de Sydenham, les articles de MM. Guilbert, Roche, Ferrus, etc.

admise; il en résulte que la moindre omission dans leur étude est une faute capitale, et que l'écrivain qui a entrepris d'en retracer l'histoire devient faux dès l'instant où il cesse d'être complet. — La réticence que je fais ici, se trouve donc suffisamment justifiée. — Je déclare toutefois, sous forme de sommaire des opinions que je développerai plus tard, que, pour tout ce qui est relatif aux divisions de la goutte, je rejette explicitement les variétés innombrables et purement arbitraires que quelques auteurs ont admises jusqu'à nos jours. Il n'y a, pour moi, qu'une seule espèce de goutte, celle que l'on a appelée *fixe, régulière*, et que je désignerai par le nom de *primitive.* Son siége habituel, à l'état aigu, et lors des premiers accès, est une des petites articulations du pied, particulièrement celle du gros orteil avec le premier os du métatarse; ou bien, mais plus rarement, quelque articulation des phalanges des doigts, avec le métacarpien correspondant. — Il résulte d'un relevé statistique fait par Scudamore que, sur cent sept cas, soixante-dix occupaient le premier siége que j'ai indiqué, les trente-sept autres se trouvant dispersés sur presque autant de points différens. — Cette prédilection de la goutte pour les pieds tient sans aucun doute à la position déclive de ces organes, où sans cesse les fluides s'accumulent et séjournent, par un simple effet de gravitation.

Susceptible, comme toutes les autres maladies, de devenir chronique, après avoir régné pendant un tems variable à l'état aigu (toujours plusieurs années), l'arthritis subit pour cela une série de transformations, qui se manifestent par des symptômes d'autant plus dissemblables chez les divers sujets, que les tempéramens de ces derniers ont entre eux moins d'analogie; mais, encore une fois, je me garderai bien de faire, à l'exemple de Sauvages, de M. Guilbert, etc., autant d'entités de chacune des formes qui caractérisent ces différentes phases de son existence. (1) — Je dirai aussi, en tems et lieu (*Trait. des affect. rhum.*), ce qu'il faut entendre par les mots : *goutte sciatique, irrégulière, nerveuse*, etc., mots, dont on ne trouve, dans les auteurs, que de très-vagues dé-

---

(1) Il n'y aurait peut-être de divisions admissibles et véritablement philosophiques, dans l'étude de l'*arthritis*, que celles qui seraient fondées sur la différence de composition chimique des tophus. Mais alors il faudrait déterminer, par de nombreuses expériences, la symptomatologie et l'étiologie correspondant à chaque variété de ces productions morbides. — Tout est encore à faire là-dessus.

finitions. Enfin je m'expliquerai avec quelques détails sur le sens que j'attache moi-même à l'expression de *rhumatisme goutteux*. Mais puisque toutes ces questions, sinon d'un intérêt secondaire, du moins excentriques à mon sujet, ne sauraient trouver place dans cette brochure, je vais, avant d'exposer la méthode de thérapeutique que je propose, entrer dans quelques développemens sur l'étiologie de la goutte, convaincu que je suis, qu'il est impossible de déterminer raisonnablement le traitement qui convient à une maladie, avant de s'être préalablement rendu compte, aussi rigoureusement que possible, des circonstances qui la produisent le plus communément. J'observe, d'ailleurs, que je laisse dorénavant de côté la question si subtile et si parfaitement inutile des causes efficientes, ces inventions métaphysiques qui ne font jamais qu'embrouiller le sujet où on les fait intervenir. On ne saurait nier, en effet, que certaines régions de la physiologie et, partant, de la médecine ne soient irrévocablement inaccessibles aux meilleures intelligences humaines ; et qu'en s'obstinant à creuser au dessous des fondemens de la science, on n'arrive à un labyrinthe ténébreux, dont les voies sont inextricables, où tout flambeau s'éteint, et où il est absurde par conséquent de chercher les véritables préceptes de l'art. La saine médecine, selon moi, consiste bien plus dans la simple, mais exacte appréciation des faits vulgaires, que dans la poursuite de ces vérités équivoques et ardues, que l'esprit des plus habiles ne saisit jamais qu'à demi, et dont l'application est toujours impraticable. — Tâchons d'avoir les yeux d'Hyppocrate ou de Morgagni, mais laissons à M. Donné son microscope. — Par causes de la goutte, j'entends donc tout simplement ici ces conditions manifestes, matérielles, et aussi bien appréciables pour les malades que pour le médecin lui-même, sous l'influence desquelles on voit évidemment se développer la maladie dont il s'agit.

Ici se termine enfin la partie théorique de cet opuscule. Et si, en le commençant, j'ai pris indirectement avec mes lecteurs l'engagement de n'y consigner que des choses pratiques, l'on me trouvera désormais fidèle à ma promesse, car je déclare que tout ce qui va suivre ne contiendra pas une ligne de polémique, et ne sera que le fruit immédiat d'une observation minutieuse et long-tems méditée.

ETIOLOGIE DE LA GOUTTE.

C'est ici, au dire de M. Ferrus (*Dict. de Méd.*), un des points les plus obscurs et les plus incertains de toute la pathologie. — Eh bien ! malgré tout le respect que m'inspirent la réputation et surtout le beau talent de M. Ferrus, je confesse, en toute humilité, le malheur que j'ai de ne pas penser comme lui ; car, bien loin de partager son opinion, je suis au contraire dans la persuasion, qu'il est fort peu de maladies dont l'étiologie (dans le sens où je l'entends) soit plus connue et mieux établie que celle de la goutte. — Le lecteur va pouvoir de suite apprécier les motifs de ma conviction.

Je commence par ranger en deux ordres les causes de l'arthritis suivant l'influence plus ou moins apparente qu'elles exercent sur le développement réel de cette maladie, ou sur la manifestation de ses symptômes. Le premier groupe renfermera les causes occasionnelles, c'est-à-dire celles dont l'action, purement éventuelle et dénuée de spécificité, n'est ni toujours appréciable, ni même absolument nécessaire à la production de l'accès. Tels sont, par exemple :

le froid, l'humidité, l'immersion plus ou moins prolongée d'un ou de plusieurs membres dans un liquide froid ou très-chaud; l'exposition subite du corps ou d'une partie seulement, telle que les pieds, à un feu vif; la fatigue, les courans d'air, etc., etc. Ces causes qui sont exactement les mêmes que celles auxquelles on attribue avec raison la plupart des attaques de rhumatisme aigu, sont mentionnées et longuement discutées dans tous les traités spéciaux, ce qui nous détermine précisément à nous abstenir d'en parler plus longuement pour éviter les lieux communs dont on a grossi tant de volumes.

Infiniment plus intéressant à mon avis, mon deuxième groupe est formé des causes dites *prédisposantes*, c'est-à-dire des véritables conditions intrinsèques et extrinsèques, qu'une expérience impartiale m'a montrées le plus fréquentes chez les individus goutteux.

Celles-ci sont relatives : à l'âge, au sexe, à la constitution innée, aux climats, aux saisons, au régime, aux professions, et enfin aux diverses influences physiques et morales auxquelles l'homme peut être soumis. Tâchons, tout en étant sobre de détails, d'être aussi rigoureux que possible dans l'appréciation de ces divers points; car c'est de cette étude seulement que l'on peut déduire selon nous, d'une manière exacte, et la pathogénie de la goutte, et le traitement qu'on doit lui appliquer.

Age.

La goutte atteint de préférence les hommes faits et les vieillards, mais c'est presque toujours à l'âge viril, entre 30 et 45 ans, qu'ont lieu les premiers accès. Sur un relevé de cent individus, Scudamore en compte onze chez lesquels la maladie se déclara entre vingt et vingt-cinq ans; vingt-trois entre vingt-cinq et trente ans; dix-neuf entre trente et trente-cinq ans; vingt-deux entre trente-cinq et quarante ans. Le reste du nombre total est divisé en trois ou quatre fractions très-petites, comme on en peut juger. Le même auteur dit encore n'avoir vu qu'un seul exemple de premier accès avant vingt ans, et aucun après soixante-cinq.

« Je n'ai pas encore vu d'enfans, dit Sydenham, ni de ceux qui sont au dessous de la jeunesse, attaqués d'une véritable goutte; mais je connais des sujets qui, dans cet âge tendre, en ont eu de légères atteintes, savoir, ceux dont les pères avaient actuellement cette maladie lorsqu'ils les engendrèrent (*Sydr.*, *T. de la G.*). »

Enfin Boerhaave (*Prax. Méd.*, I, vol. 5, p. 195) dit avoir vu quelques enfans goutteux. Mais si ces faits sont exacts, on peut du moins affirmer qu'ils sont infiniment rares.

Réflexions. A trente ans, l'homme est arrivé au terme de sa croissance. Il faudrait donc, alors, que les proportions de son alimentation habituelle se réglassent directement sur la diminution de ses besoins. Et, pourtant, ce n'est presque jamais qu'il en arrive ainsi. Créer des jouissances artificielles au détriment de la santé, tel est l'effet à peu près universel de toute espèce de civilisation ; et voilà comment les exigences d'une sensualité factice finissent par être prises pour de véritables instincts. L'homme de quarante ans, par exemple, a pour sûr moins d'appétit que l'adolescent, et presque toujours, néanmoins, il parvient à manger davantage, grâce à la multitude de condimens, de cordiaux et d'excitans variés, dont il agace et fatigue son estomac, jusqu'à extinction. Il y a d'autant plus de raisons pour que les choses se passent ainsi, qu'à l'âge dont je parle, l'homme revenu, par suite d'inévitables déceptions, des passions toutes intellectuelles de sa jeunesse, ne trouve rien de mieux à substituer à ces dernières, que les jouissances plus positives de la gastronomie. *Quand on atteint la quarantaine,* dit un vieux proverbe, *le cœur descend dans la bedaine.* Et, cependant, il me semble qu'il est autant contre nature d'être *gastronome* à quarante ans, que débauché à soixante-dix. Aussi, quel est le résultat ordinaire de ce double contre-sens? la goutte, l'inexorable goutte, parce que tout se compense ici-bas.

Sexe.

Si les femmes ne sont pas, à beaucoup près, aussi sujettes que les hommes aux atteintes de l'arthritis, les réflexions qui précèdent expliquent évidemment cette différence, dont on a eu grand tort de chercher la cause dans le phénomène de la menstruation. J'ai vu, en effet, quelques goutteuses fort bien réglées. M. Ferrus rapporte plusieurs observations analogues, et Cullen, ainsi que Scudamore, ont même vu la goutte succéder à des pertes utérines, inquiétantes par leur abondance. — Mais les femmes ont, en général, une vie sobre et régulière, et voilà leur véritable préservatif; observation qu'avait d'ailleurs vérifiée déjà l'expérience de

Sydenham : « La goutte attaque rarement les femmes, dit-il, et seulement celles qui sont avancées en âge, et dont le tempérament vigoureux approche de celui des hommes (*ouv. cit.*). » Or, nous savons, de bonne part, que les femmes à *tempérament vigoureux,* ont volontiers, en général, certaines habitudes toutes masculines, qui leur font perdre, comme à nous, les priviléges de leur sexe.

Constitution.

On lit encore dans l'auteur que nous venons de citer (Sydenham) : « Ceux qui sont sujets à la goutte ont la tête grosse, sont ordinairement de corpulence pleine, molle et humide, mais d'une constitution forte et robuste, et ont de très-bons principes de vie. » Ce petit tableau est, à sa concision près, d'une merveilleuse exactitude, car tous les goutteux que j'ai connus (et j'en ai connu un assez grand nombre) en avaient au moins quelques traits. — Ce sont, en général, des hommes vigoureux, bien muscles, quelquefois même athlétiques. Leur intelligence est plus ou moins remarquable, mais presque toujours ils ont l'esprit vif, inquiet, impatient, le caractère irascible, enfin les passions plus ou moins fougueuses et désordonnées. Une chose à noter, et qui semble contredire la plupart des auteurs, c'est que les goutteux sont doués assez communément d'une très-grande activité physique. Ils aiment le plaisir, mais ils recherchent peut-être plus encore le mouvement, le bruit, l'agitation, les *événemens;* ils sont volontiers chasseurs, pêcheurs, joueurs déterminés, mais toujours aussi, qu'on y prenne garde, *buveurs illustres,* comme eût dit Rabelais, ou *mangeurs intrépides.* — Cela prouve néanmoins, d'une manière incontestable, que l'exercice seul ne suffit pas pour préserver de la goutte.

Hérédité.

Pour le coup, voici la *bouteille à l'encre,* et j'avoue que je ne sais trop comment m'y prendre pour m'en tirer honnêtement.—Non, il n'est pas, dans toute la pathologie, de question qui ait été plus souvent débattue, plus opiniâtrément controversée, et surtout plus diversement expliquée que la transmission héréditaire de certaines maladies. — Explicitement rejetée par les uns, lorsque les autres l'admettent sans discussion, l'hérédité de la goutte me semble assez bien prouvée par l'observation, pour que je la regarde, sinon comme chose nécessaire, du moins comme phénomène très-naturel et très-fréquent. Voici, d'ailleurs, indépendamment de faits nombreux, les raisons qui motivent ma conviction sur ce point. — Il est d'observation vulgaire que le tempérament, l'idiosyncrasie, les facultés morales et intellectuelles se transmettent de père en fils. Quoi de plus fréquent, par exemple, qu'une parfaite conformité de goûts et de caractères entre membres d'une même famille? Dira-t-on (et on l'a répété souvent) que ce n'est là que le résultat d'une éducation commune? Mais les ressemblances corporelles ne sauraient dépendre de cette cause, et, s'il est démontré qu'un père puisse transmettre à ses enfans les proportions de sa taille, la coupe de son visage, la conformation de son crâne et jusqu'à la couleur de ses cheveux, il y a pour moi de si intimes liaisons et une si grande dépendance réciproque entre les deux abstractions physique et spirituelle dont la réunion constitue l'homme, qu'il m'est impossible de ne pas admettre, comme une conséquence de ce qui précède, qu'un fils puisse recevoir immédiatement de son père tel ou tel penchant moral, telle ou telle aptitude intellectuelle, comme, enfin, telle ou telle prédisposition morbide. Mais supposons, néanmoins encore, que cette hypothèse, qui, à mes yeux, pourrait se passer de démonstration, soit trop subtile pour capter une confiance générale, il faudra bien, pour l'explication des faits, qui sont d'irrécusables argumens, rapporter, au moins à l'éducation qu'on évoquait tout à l'heure, des résultats qu'on ne peut nier, et que seulement il m'eût paru plus exact d'attribuer à la simple nature. Mais, enfin, j'y tiens peu, et, dès l'instant où l'on m'accorde la conséquence, je fais bon marché des moyens. — L'éducation seule suffira, dites-vous, pour développer entre le père et le fils, ou entre les membres d'une même famille, cette conformité de goûts et de principes de vie, qui donneront lieu plus tard à l'identité de leurs constitutions, et, partant, des prédispositions qu'ils pourront avoir à contracter telle ou telle maladie? Eh bien, j'y consens, et nous voilà d'accord. Que tel individu ait la goutte, parce que son père en était atteint, ou qu'il soit devenu goutteux comme son père, parce qu'il avait contracté à l'école de ce dernier des habitudes de gourmandise et de gloutonnerie, c'est ce dont véritablement je ne me soucie guère, puisqu'en résumé cet individu n'a la goutte que parce qu'il a eu le malheur de naître le fils d'un goutteux. Pour moi, cette hypothèse vaut l'autre, dès l'instant où elle résout, comme elle, la question de l'hérédité ; mais seulement, je le répète, je crois que les bons esprits choisiront la première.

Climats.

L'influence des diverses latitudes sur le développement de l'arthritis a été constatée par les médecins de tous les tems ; mais encore est-il bon de s'entendre là dessus, et de déterminer quelle peut être la nature de cette influence. Si les peuples du Nord sont infiniment plus sujets que les habitans des contrées méridionales, aux atteintes de l'arthrite goutteuse, cela tient-il uniquement, comme l'ont prétendu De Saulx (1) et quelques auteurs, au défaut ou à la rareté des transpirations dans les pays froids. Mais d'où vient alors que les Lapons et les Esquimaux n'ont pas la goutte? Comment se fait-il que les Hollandais y soient étrangers, tant qu'ils ne substituent pas l'usage du vin à celui de la bière,

(1) *Dissertat. sur la goutte. Paris*, 1810.

leur boisson favorite (Van-Swiéten)? L'opinion de De Saulx est spécieuse, sans doute, et bien faite pour avoir des partisans, mais elle n'en est pas moins inexacte, si l'on ne joint à l'appréciation, que fait son auteur, des conditions atmosphériques, celle non moins importante des conditions hygiéniques qui sont, pour ainsi dire, les conséquences des premières. Il s'en faut énormément, par exemple, que l'homme des Tropiques se nourrisse comme l'homme des Pôles. — Le dîner ordinaire d'un Cosaque risquerait fort de faire mourir un Arabe d'indigestion, et l'on mange peut-être plus de bœuf en Angleterre seulement, qu'il ne s'en consomme dans toute l'Afrique. Je n'ignore pas, d'ailleurs, que partout la civilisation pervertit, ou pour le moins exagère les instincts sensuels de la race humaine, et qu'en tout lieu du monde il se fait des excès de tous les genres. Mais, en vérité, les Maures et les Espagnols me semblent beaucoup moins exposés, en commettant quelques *excès* de concombres ou d'oignons, que nos voisins d'outre-mer en se gorgeant journellement de *roast-beef* et de *porter*.

Une chose digne de remarque, c'est que les habitans de nos campagnes ne sont que bien rarement atteints d'affections goutteuses; ce qui trouve pour moi son explication dans la vie généralement sobre et laborieuse de nos fermiers et de nos paysans.

Si, au contraire, la goutte, dans quelques-unes de nos provinces, telles que la Basse-Bourgogne et la Franche-Comté, paraît avoir, malgré la différence des climats, autant de fréquence qu'en Angleterre, c'est que je puis affirmer que, sous le rapport de leurs aptitudes gastronomiques, bon nombre de Bourguignons et de Franc-Comtois sont pour le moins aussi *Anglais* que pas de lords de la Grande-Bretagne. Enfin, si l'on se demande pourquoi les colons du Nouveau-Monde, et en particulier les planteurs des Antilles françaises, des Florides, de la Virginie, du Maryland, etc., sont à peu près constamment affectés de la goutte avant d'avoir atteint quarante ans, il ne sera pas difficile, pour peu qu'on ait fréquenté des planteurs, et pour peu qu'on ait surtout partagé leurs banquets, de résoudre plausiblement cette question.

Quoi qu'il en soit, je crois devoir répéter, en finissant cet article, que, malgré tout ce que je viens de dire, je suis loin de rejeter complètement l'hypothèse émise par De Saulx, relativement au défaut de la transpiration dans les régions septentrionales. Mais si l'on fond ensemble les ingénieuses réflexions de l'auteur que nous venons de nommer, et les considérations, plus rigoureuses peut-être encore, que nous avons établies un peu plus haut, on saura précisément le mode d'influence que nous accordons aux climats dans la production de la goutte.

Saisons.

Ce que nous venons de dire des climats peut, à quelques restrictions près, s'appliquer aux saisons qui ne sont, à proprement parler, que des climats artificiels. Il est à remarquer cependant que les saisons, précisément en raison de leurs fréquentes vicissitudes, ne sauraient imprimer à l'économie ces modifications profondes et durables qui constituent une diathèse; mais aussi de ce que leur influence varie d'un jour à l'autre, et n'est point persistante comme celle des climats, il résulte que l'on peut s'accoutumer à ceux-ci, quand on ne s'accoutume jamais à celles-là, d'où il suit enfin que les révolutions annuelles deviennent souvent, par le fait même de leur éventualité et des brusques alternatives qu'elles présentent, la cause déterminante d'un grand nombre de maladies, et particulièrement de celle dont nous traitons. C'est principalement, au reste, sur les individus affectés de rhumatisme chronique, très-souvent décoré du nom de goutte par les médecins comme par les malades, que l'on voit les saisons exercer leur empire.

Si, d'ailleurs, la goutte elle-même sévit plus fréquemment durant la saison des froids que pendant le reste de l'année, cela tient à une multitude de raisons plus ou moins complexes, mais dont voici les plus palpables :

1° Le refoulement des fluides de la périphérie au centre, d'où résultent en même tems, et la diminution de la sécrétion cutanée, et la surexcitation des viscères intérieurs, tels que l'estomac, etc. ;

2° Le repos forcé que l'on garde en hiver, souvent après s'être fatigué de courses et d'excursions champêtres pendant l'automne;

3° L'humidité, à laquelle il est si difficile de se soustraire ;

4° La vivacité et la spontanéité de nos chaleurs artificielles, incomparablement plus pernicieuses que le froid, et dans lesquelles cependant personne n'a encore songé à voir d'inconvéniens ;

5° Enfin, les inévitables festins qui commencent la Saint-Hubert pour les chasseurs, et ne finissent guère qu'à Pâques pour tout le monde, aujourd'hui que les vrais chrétiens sont si rares, et qu'on ne songe plus au Carême que le vendredi ou le samedi saint (1).

Ajoutons, pour terminer, qu'au printems, lorsque la sève commence à monter dans les plantes, une sorte d'effervescence végétative s'effectue aussi chez l'homme, et le prédispose singulièrement à ces mouvemens fluxionnaires qui constituent les accès de goutte. Aussi, est-ce presque toujours en février ou en mars que cette cruelle maladie renouvelle ses atteintes, ou se montre pour la première fois.

Régime.

Voici, sans contredit, parmi toutes les causes auxquelles nous attribuons le développement de la diathèse goutteuse, celle qui doit être placée en première ligne, et celle aussi sur laquelle, n'en déplaise à la pruderie de certains malades, tout le monde est d'accord, et le vulgaire et le médecin. L'usage habituel de la

---

(1) Je suis convaincu que les excès de table sont souvent causes occasionelles des accès de goutte. Du moins, pourrais-je citer une multitude d'exemples qui tendent à me le faire penser.

bonne chère et les excès de table ont le triste et irrécusable privilége d'engendrer l'arthritis. Voilà le fait général tel que le sanctionne l'observation dans l'immense majorité des cas; mais encore est-il, relativement à cela, plusieurs points qui méritent discussion, et sur lesquels je serais enchanté de connaître l'opinion de nos critiques.

1° Tous les goutteux sont-ils nécessairement gastronomes et grands mangeurs? — Quelques observations, peu nombreuses à la vérité, mais recueillies avec tous les soins convenables, m'imposent l'obligation de répondre *non*.

2° Tous les *genres* d'excès gastronomiques possèdent-ils au même degré la propriété de donner la goutte? — Encore, ici, je réponds *non;* car cette seconde question, pour être presque aussi inexplicable que la première, n'en est pas moins comme celle-ci, résolue par l'expérience. Je suis, en effet, forcé d'admettre que, relativement aux idiosyncrasies, et peut-être à certaines particularités personnelles qui échappent à nos investigations, telle qualité, comme telle quantité d'alimentation journalière, amène chez chaque individu des modifications spéciales, et souvent sans analogie avec les résultats que des conditions parfaitement identiques ont produits sur d'autres hommes. — Un exemple me rendra plus clair : Le vin est généralement, et avec raison, proscrit de l'hygiène des goutteux; mais personne ne doute que ce ne soit en raison de l'alcool que renferme ce liquide qu'il tende à provoquer le retour des accès de goutte, supposition que je crois fondée dans un grand nombre de cas, et à laquelle, pourtant, le fait suivant donne un démenti formel. — M. Leg., planteur à la Trinité (Antilles anglaises), avait à peine vingt-huit ans lorsqu'il fut atteint de la goutte pour la première fois; mais, depuis trois ans, il s'est soumis à ce qu'il lui convient d'appeler *un régime*, c'est-à-dire, tout unîment, qu'il s'abstient de boire du vin, dont il faisait assez volontiers autrefois de copieuses libations. Ce qu'il y a de très-sûr, c'est que cette simple modification dans son genre de vie a suffi pour délivrer presque complètement M. Leg. de ses accès. Or, pourtant, veut-on savoir par quelle boisson ce sybarite planteur remplace le vin à ses repas? Par du grog (rhum ou eau-de-vie coupé d'eau), dont il fait une telle consommation, qu'il n'avale guère moins de trois ou quatre décilitres d'alcool à chacun de ses dîners, ce qui, je le répète, n'empêche pas M. Leg. de se porter assez bien pour se croire à peu près guéri, et surtout d'attribuer sa guérison à son exemplaire *sobriété.* Mais qu'il lui arrive un jour de se remettre au vin, et de substituer seulement un *demi-verre* de Bordeaux à son litre de grog, dès le soir même le charme est rompu, et un accès de goutte a lieu. — Ce fait est rare, curieux, parfaitement inexplicable, mais il s'en faut de beaucoup qu'il soit unique.

Un de mes amis, par exemple, est pris d'une attaque de goutte toutes les fois (et presque seulement alors) qu'il lui arrive de manger de la pâtisserie, tandis qu'une autre personne de ma connaissance éprouve à peu près constamment le même accident après avoir mangé des truffes. Mais laissons de côté ces cas exceptionnels, qu'il est absolument impossible de rattacher à aucune théorie, et contentons-nous d'énoncer, comme principe général, *que l'usage habituel et abusif d'une alimentation animale, et dont feraient surtout partie les gibiers, le poisson de mer, les salaisons,* etc., *amène une prédisposition très-imminente à la goutte.* On peut encore ranger dans la même catégorie les vins chargés d'alcool et à saveur chaude, tels que ceux de Provence et d'Espagne ; mais ici il est à se demander si c'est en raison de l'alcool qu'ils contiennent, ou de la grande proportion des substances salines qui entrent dans leur composition, que ces vins doivent leurs propriétés nuisibles? Sans chercher à faire prévaloir exclusivement l'opinion qui accorderait la plus grande part d'influence fâcheuse aux tartrates et à la matière colorante que l'analyse fait reconnaître en abondance dans les vins, d'ailleurs très-riches en alcool, que produisent l'Espagne, le Portugal et le midi de la France, je crois devoir appeler l'attention des praticiens sur cette considération. Quelques médecins ont déjà mentionné l'emploi de la chaux dans la culture de la vigne comme imprimant au fruit des propriétés morbifères, et Musgrave assure que la goutte ne se répandit dans le Devonshire que lorsqu'on commença à se servir de cette substance pour le fumage des terres. Ces différentes questions mériteraient, à mon avis, d'être reprises en sous œuvre et d'être examinées avec soin, car il ne serait pas impossible que leur solution définitive servît à établir un jour quelque important précepte de thérapeutique, ou tout au moins d'hygiène.

Professions.

La goutte est, en général, la maladie favorite des lords, des pairs de France, des généraux en retraite, des diplomates, des ambassadeurs, des secrétaires et conseillers-d'état, des banquiers, des agens de change, des notaires, des avoués, des grands artistes, des comédiens famés, des prélats, des chanoines, et de tous les riches célibataires. — Demandez-moi pourquoi?

Indépendamment des conditions d'âge, de sexe, de régime, etc., que nous avons passés en revue, certaines circonstances ont paru quelquefois, sinon donner lieu à la goutte, du moins favoriser son développement. C'est ainsi que la plupart des auteurs ont rangé parmi les causes prédisposantes de cette maladie, l'ennui, les affections tristes et continues, une vie trop sédentaire, les études de cabinet, les excès vénériens, etc., etc. Enfin, je possède moi-même une observation récente, prouvant que l'arthritis peut quelquefois (d'autres causes y aidant sans doute) succéder immédiatement à des hémorrhagies artificielles fréquemment répétées. — M. R., planteur à la Floride, avait contracté, pendant l'été de 1829, l'étrange habitude de se saigner lui-même au bras, dès qu'il se sentait la tête un peu *embarrassée,* ce qui lui arrivait souvent. Comme il s'était fait en médecine, en expérimentant sur ses nègres, certains principes plus ou moins *inorthodoxes,* mais auxquels il tenait plus opiniâtrément qu'homme du monde, M. R. ne voyait nul inconvénient dans un usage qu'il était parvenu à rattacher *logiquement* à quelques-unes de ses *théories,* et il s'ouvrait la veine sans plus de façons que l'on prend un bain pour se délasser et se rafraîchir. Il faut dire, au reste, que cette bizarre pratique lui réussissait, puisque, sans en éprouver d'incommodité d'un autre genre, il se trouvait grâce à elle parfaitement débarrassé de ses *migraines.* Aussi pendant plus d'une année ne laissa-t-il guère passer une semaine entière sans se tirer du sang, lorsqu'au mois de septembre 1830, il éprouva pour la première fois une attaque de goutte. Or, je ne sais si cet accident, que M. R. lui-même attribua à sa *phlébotomie,* doit être regardé comme fortuit; mais au moins prouve-t-il incontestablement que, si les pertes de sang ne sont pas susceptibles d'occasioner la goutte, la saignée n'est point un prophylactique assuré contre cette maladie.

Voilà tout ce que j'avais à dire des causes de

l'arthritis. Je les rapporte, comme on en peut juger, à un très-petit nombre de chefs principaux, à la tête desquels je place, ainsi qu'on l'a vu, les excès de table et l'habitation dans une contrée ou une localité humide. — Malheureusement, ces données, dont on peut déduire immédiatement un traitement préservatif raisonnable et tout naturel, ne sont presque plus d'aucune utilité, lorsqu'il s'agit de tracer les règles du traitement curatif. Je confesse donc, dès à présent, l'empirisme des moyens dont le mien se compose ; mais, tout en laissant à d'autres l'interprétation de ma conduite médicale, je m'estime encore heureux de lui devoir *d'inexplicables* succès.

TRAITEMENT DE LA GOUTTE.

« Sur les goutteux, je dis que les vieillards et ceux qui ont des tophus aux articulations, ceux qui mènent une vie continuellement douloureuse, qui sont habituellement constipés, ne peuvent absolument guérir, du moins par aucun moyen humain que je connaisse. Ils sont soulagés par le travail des entrailles quand il en survient, et les fontes d'humeurs qui portent en bas leur sont généralement bonnes.—Lorsque le goutteux est jeune, qu'il n'a point de nodosités aux articulations, qu'il est actif, vigoureux, que son ventre est bien réglé, et qu'il est capable de suivre un régime convenable prescrit par le médecin, il peut espérer de guérir. » (*Hip., des Prédict.*, pag. 88.)

Vingt-deux siècles se sont écoulés depuis l'époque où le père de la médecine écrivait ces lignes, et, malgré les incontestables progrès de la science, malgré deux mille années de travaux assidus, on ne saurait nier que l'aphorisme du divin vieillard ne se trouve quelquefois encore aujourd'hui d'une désespérante exactitude. Des charlatans ou des sots ont pu seuls avancer ou soutenir une opinion diamétralement opposée, et voici, quant à moi, l'expression rigoureuse de ma conviction à cet égard : L'arthritis à l'état aigu, c'est-à-dire ne comptant encore qu'un petit nombre d'années d'existence, guérit à peu près constamment, lorsqu'elle est bien traitée. L'arthritis *chronique* est encore assez souvent une maladie curable chez les sujets qui ne dépassent pas 50 ou 55 ans ; mais il faut absolument renoncer à guérir complètement les individus de grand âge, atteints depuis très-longtems de l'affection dont il s'agit, et chez lesquels surtout la douleur, ne présentant plus d'intermittence, règne d'une manière continue, incessante, et sans laisser un seul instant de bien-être aux malades, qui désormais n'ont plus à attendre de l'art que du soulagement.

Chez les adultes, le meilleur mode de traitement curatif à opposer à la goutte, et le moyen le plus efficace de prévenir et de combattre les paroxismes de cette maladie chez les vieillards, tel est donc, d'après ce qui précède, le double but que je dois me proposer. Mais comme pour resserrer, autant que possible, cet opuscule dans des bornes étroites, je suis décidé à renvoyer le lecteur à ma prochaine publication, pour tout ce qui a rapport aux moyens palliatifs que j'emploie; je me contente de m'occuper ici de la goutte curable, et je range sous trois titres arbitraires les confidences qu'il me plaît de faire actuellement au public; confidences qui résument, d'ailleurs, tous les points saillans de ma thérapeutique.

Traitement de l'accès.

Lors des premières fois que je fus appelé à

traiter des accès de goutte aiguë, je dus naturellement évoquer les principes que j'avais reçus de mes maîtres, et recourir aux moyens que je leur avais vu employer avec le plus de succès. Bien qu'à cette époque de mes débuts dans la carrière médicale, la doctrine de Broussais eût déjà reçu de rudes atteintes, et subi de la part de Broussais lui-même de notables modifications, la plupart de nos confrères traitaient encore leurs maladies *physiologiquement*; et alors que l'on combattait à outrance, par des applications de sangsues à l'épigastre, toutes les nuances de gastrite que l'on voit céder aujourd'hui, d'un jour à l'autre, à l'action fort innocente de médicamens alors réputés incendiaires, je veux parler des purgatifs salins, on ne se faisait pas faute des saignées locales aux articulations dans les cas d'arthritis. Quelques années après, M. le professeur Bouillaud ou peut-être M. le docteur Piorry innovèrent, ou plutôt *rénovèrent*, les saignées à *hautes doses* dans le traitement du rhumatisme inflammatoire. Mais la méthode dite jugulante eut beau compter d'innombrables succès à l'Hôtel-Dieu et à la Charité de Paris, les rhumatisans de la ville ne voulurent pas se laisser *juguler*, et les goutteux surtout aimèrent mieux s'avouer convaincus de leur incurabilité, que de s'exposer à guérir par de semblables moyens. Les grands jugulateurs de la capitale en furent donc réduits à abandonner encore aux sangsues le sang aristocratique qu'ils auraient mieux aimé répandre eux-mêmes; la plèbe médicale traita de même le client du tiers-état, et je *sangsueai* moi-même indistinctement toutes les articulations *enflammées* qui me tombèrent entre les mains. — Quelques malades néanmoins eurent l'intrépidité de se soumettre aux saignées coup sur coup, mais il est encore douteux aujourd'hui qu'ils aient eu lieu de se féliciter de leur audace, car, si l'on a vu quelquefois la phlébotomie pratiquée à propos faire avorter un accès de goutte, bon nombre d'insuccès, sinon de véritables revers, prouvèrent maintes fois l'inopportunité de ce moyen, qui, d'ailleurs, était loin d'être nouveau. Aetius, en effet, saignait deux ou trois fois par accès (*Serm.* IV, cap. XXIII); Sauvages conseillait aussi de saigner, mais au fort de l'accès seulement; Van-Swieten recommandait de saigner les sujets pléthoriques, et M. Guilbert, en s'appuyant bien plus, il est vrai, de l'autorité de Mead et de Van-Swieten que de sa propre expérience, voit aussi, dans la saignée, un puissant moyen de révulsion contre l'accès de goutte. Quant à moi, sans partager les appréhensions exagérées de Sydenham et de Barthez sur les résultats de la saignée générale, je dois dire que je ne fus point heureux dans l'usage que j'en fis, et convaincu d'ailleurs, avec Boerhaave (*Aph.*), qu'elle n'amoindrit l'intensité de la douleur qu'en raison des forces qu'elle soustrait au malade, je fus, dès le principe, très-réservé sur son emploi. — Pour ce qui est des ventouses scarifiées, tant vantées par Baillou, Paulmier, Bauër, et surtout Broussais, je déclare n'avoir jamais osé les employer, parce que je n'ai jamais cru qu'il pût exister un mal plus douloureux qu'un pareil remède. — Je serais peu éloigné d'appliquer la même réflexion au traitement de Cadet de Vaux, qui consistait à boire, sans désemparer, quarante-huit verres d'eau chaude. On ne parviendra pas à m'ôter de l'idée que ce mode de traitement, qui, du reste, était à faire rougir de honte le docteur Sangrado, ne fut autre chose qu'une malheureuse fiction, car je ne suppose pas que jamais personne ait eu la résignation de se l'appliquer. Et, pourtant, toute monstrueuse qu'elle était, la méthode de Cadet de Vaux renfermait peut-être un précepte auquel il ne manquait que d'être rendu praticable pour être fort salutaire;

je veux parler des boissons aqueuses à hautes doses, sur lesquelles j'aurai l'occasion de revenir un peu plus bas. — J'omets à dessein la critique de l'opium et des narcotiques, autre absurdité qui *réussit* encore aujourd'hui en Angleterre, mais qui, heureusement, n'a guère été employée en France. Quelques topiques anodins, tels que, par exemple, les cataplasmes arrosés de laudanum, sont à peu près les seules préparations narcotiques dont on fasse usage parmi nous. Les topiques réfrigérans et les applications de glaces sur les articulations goutteuses ont trouvé un peu plus de partisans; mais il y avait de tels inconvéniens dans leur emploi, que leur succès devait être éphémère. — Mieux vaut encore, en effet, vivre avec la goutte, que de mourir d'une pleurésie ou d'une fluxion de poitrine. — Si donc, en définitive, j'avais à opter entre tous les moyens que je viens d'énumérer, je donnerais encore la préférence aux saignées locales, qui, sans faire encourir la chance d'accidens fâcheux, ont assez souvent pour résultat la diminution de la douleur articulaire. Mais, souvent aussi, cette amélioration ne s'obtient que d'une manière si lente, si imperceptible, qu'il m'est plusieurs fois arrivé de me demander si les malades la devaient à ma prescription ou à la simple nature. Puis, rien de certain dans l'effet qu'on veut produire, ou, du moins, arrive-t-il fréquemment que, pour obtenir un amendement complet, on est obligé de recourir à deux, trois, et même quatre applications de sangsues; d'où il suit que les malades ont rarement la patience de supporter le traitement jusqu'au bout, et qu'invinciblement prévenus contre une médication dont ils ont bien quelque droit de contester l'efficacité, ils congédient le médecin en maudissant la médecine.

Ces diverses considérations m'avaient donc fait, dès long-tems, réfléchir aux innovations qu'il me semblait presque indispensable d'introduire dans ma pratique, dussé-je substituer les agens aveugles de l'empirisme aux modifications si bien raisonnées de la doctrine broussaisienne. Donc, comme la mode, qui dans notre pays exerce son empire jusque sur les systèmes scientifiques, venait de donner leur tour aux frictions mercurielles, alors universellement employées contre tous les genres de phlegmasies depuis l'érysipèle à la métro-péritonite, je crus n'avoir rien de mieux à faire que d'essayer leur efficacité contre l'arthrite goutteuse. Bien m'en prit d'abord; j'en fais l'aveu, et je dois encore remercier aujourd'hui les frictions mercurielles de quelques beaux succès qui me firent, dans le tems, beaucoup d'honneur. Ainsi, je vis, entre autres, une arthrite métacarpo-phalangienne, sans tophus, il est vrai, mais des plus intenses, céder à leur action en moins d'une journée. J'eus le même bonheur, quelques jours plus tard, sur un second sujet; puis sur un autre encore, puis....... « *Cosa bella passava e non dura* ». Sans qu'il me soit possible de deviner pourquoi, je n'obtins plus le moindre avantage des frictions mercurielles, si bien que je me vis contraint, après m'en être promis merveille, de les abandonner, en désespoir de cause.

Or, comme à cette époque je me livrais à des études spéciales concernant les doctrines médicales étrangères, l'idée me vint d'expérimenter sur les goutteux et les rhumatisans la méthode italienne, si connue sous le nom de *contro-stimulisme*. Mes réminiscences, autant que les théories que je m'étais faites sur la nature des différentes sortes d'arthrites, motivaient cet essai; car, outre que j'ajoutais foi aux assertions de Rasori et de Thomasini, je me rappelais avoir vu le professeur Lalemand, à Montpellier, traiter les arthrites aiguës par l'émétique à hautes doses, et j'avais recueilli moi-même, aux cliniques de ce savant médecin, plusieurs observations heureuses, et en assez grand nombre pour justifier la médication que je me proposais de mettre en usage. Alors aussi, je pensai avoir trouvé l'explication des succès incontestables dus à certains drastiques administrés empiriquement, tels que l'eau médicinale de Husson, la teinture de colchique, de bulbe de scille, etc. Ces succès, que je regardais comme de bon aloi, n'étaient à mes yeux que des effets palpables de contro-stimulisme, et il ne s'agissait plus, selon moi, pour trancher définitivement le nœud gordien, que de déterminer, d'une manière rigoureuse, la substance contro-stimulante dont l'action était la plus prompte et la plus sûre dans les cas dont je m'occupais, et de préciser en même tems les circonstances où il convenait le mieux de l'administrer.

Les deux principaux phénomènes pathologiques qui devaient diriger mon esprit dans la recherche que je me proposais étaient, en premier lieu, la réaction inflammatoire qui presque toujours accompagne l'accès de goutte, et, en second lieu, l'état de constipation qui le précède chez la plupart des malades, d'où résultait pour moi qu'enchaîner la phlogose générale en rétablissant le cours des fécès dans l'intestin, était la véritable indication à laquelle j'avais à satisfaire. Or, comment allais-je parvenir à ce double but? et dans quel médicament trouverais-je réunies les deux propriétés qui devaient m'y conduire? Non-seulement je n'ignorais pas qu'il s'en fallût de beaucoup que tous les purgatifs possédassent au même degré ces deux propriétés, mais il résultait de mes observations que l'effet de contro-stimulus produit par chacun d'eux était loin d'être en rapport avec la quantité des évacuations qu'il déterminait; sorte de considération qui m'insinuait inopinément l'idée des actions spécifiques, et qui, partant, ne contribuait pas peu à augmenter mon embarras. Je ne trouvais d'ailleurs rien, dans les traités de matières médicales (1), qui fût assez précis pour déterminer mon choix, et je n'avais absolument, pour me guider, que mes souvenirs et les livres de l'école rasorienne, qui me fournissaient, il est vrai, quelques documens précieux. C'est ainsi, par exemple, que je n'avais pas besoin d'expérimentation pour savoir que penser des *sels neutres*, dont l'action purgative, après s'être maintenue un jour ou

(1) L'excellent ouvrage de MM. Trousseau et Pidoux n'avait pas encore été publié.

deux, est à peu près constamment suivie de constipation. Il en était de même des purgatifs sucrés et huileux qui, sans présenter à la vérité l'inconvénient des sels, ne me paraissaient presque doués d'aucun pouvoir contro-stimulant. En un mot, enfin, je n'avais guère à choisir que parmi les médicamens signalés et recommandés au public médical par la nouvelle doctrine italienne. Telles étaient, entre autres (sans compter les éméto-cathartiques, pour lesquels tous les malades éprouvent de la répugnance), la scamonée, la gomme-gutte, la coloquinte, la gratiole, la scille, les préparations de colchique, etc., toutes substances drastiques à doses élevées, mais dont l'effet primitif est presque toujours la *diurèse*, propriété qui, pour le faire observer en passant, appartient en commun à tous les contro-stimulans connus. — Les merveilleuses cures attri buées au prétendu spécifique exploité sous le nom d'*eaude Husson* (1), et, plus récemment, les succès réels qu'obtenait la teinture de colchique, empruntée à la thérapeutique anglaise

(1) Teinture alcoolique de colchique d'après M. Cazenave, de colchique et de gratiole suivant M. Ferrus. (*Diction. de méd.*, Paris, 1834.)

par MM. J. Cloquet et Godard, dans le traitement des *douleurs rhumatismales anciennes*, telles furent les raisons qui m'engagèrent à faire des deux médicamens que je viens de citer l'objet de mes premières tentatives ; mais je ne fus que médiocrement satisfait des résultats que j'en obtins. D'ailleurs, outre les accidens graves qu'avait causés l'eau de Husson, j'avais une prévention insurmontable contre une drogue dont je ne savais pas au juste la composition ; tandis que, d'un autre côté, la diversité des procédés en usage pour la préparation des teintures de colchique faisant varier singulièrement leur degré d'énergie, je crus voir du danger à les prescrire à fortes doses, comme j'entendais le faire, et voilà pourquoi je ne tardai pas, à l'exemple de MM. Cloquet et Godard, à en restreindre l'emploi au traitement de l'arthrite chronique. — Je m'arrêtai d'autant plus aisément à cette détermination, que le hasard ou plutôt de nouvelles expériences venaient de me faire découvrir un autre agent médicamenteux, qui me réussit assez bien pour ne me rien laisser à regretter de ceux que j'avais essayés d'abord, et pour me dispenser même de toutes recherches ultérieures : c'était une autre teinture végétale dont j'avais lu la préparation dans un très-ancien traité de matière médicale, celui de Lémery, où cette teinture se trouve désignée sous le nom d'*élixir panchimagogue.*

La découverte de cet élixir fut pour moi une véritable bonne fortune. Ce que j'en obtins dépassa toutes mes espérances. Comme sa préparation est longue et compliquée, je renvoie à l'ouvrage de Lémery les médecins qui désireraient la connaître. Mais voici les principaux traits de sa manière d'agir dans l'économie. — Ce n'est que cinq ou six heures après son ingestion dans l'estomac que commence son action, qui s'exerce principalement sur le gros intestin. Il se manifeste alors des tranchées, des coliques plus ou moins vives, et bientôt après des évacuations séreuses, glaireuses, bilieuses, ou enfin quelquefois légèrement sanguinolentes. En même tems, une détente générale s'opère : le pouls se ralentit, se rappetisse, et les douleurs locales, après avoir subi un très-court instant d'exacerbation, s'éteignent comme par enchantement.

Exploité dans ces derniers tems par l'empirisme, et administré à tous hasards dans une multitude de cas divers, l'élixir panchimagogue opéra un bon nombre de guérisons désespérées, et telles, qu'interprétées par un esprit ingénieux, elles auraient pu devenir la base d'une nouvelle doctrine médicale, infiniment plus soutenable que l'homœopathie, qui a pourtant trouvé quelques apologistes parmi les hommes sérieux, et tout aussi rationnelle que la méthode rasorienne, avec laquelle elle aurait eu, au reste, plus d'un point d'analogie. Les médecins, en général, s'élèvent beaucoup trop vite contre toutes les idées qui heurtent leurs théories favorites; et tandis que, pleins d'une sécurité d'ailleurs fort légitime, ils mutilent inexorablement la peau de leurs malades avec des moxas et des ventouses scarifiées, les magiques expressions de *gastrite* et d'*entérite*, que leur suggèrent encore les préventions systématiques d'un homme de génie, leur viennent inopinément à la bouche, dès qu'il s'agit d'*irriter* le moins du monde la muqueuse intestinale. Cependant, d'illustres praticiens s'étaient fait autrefois une réputation méritée en employant des moyens que repousse inconsidérément aujourd'hui cette sorte de fanatisme médical, et, certes, on ne manquerait pas plus de faits que d'argumens, si l'on voulait à la fois prouver et expliquer l'innocuité des purgatifs et même des drastiques dans une multitude de cas, où leur nom seul révolterait un de nos modernes adeptes. Ainsi donc, déterminer artificiellement une maladie aiguë, que l'on fait cesser à volonté en suspendant l'usage de l'agent qui l'a fait naître, et dans laquelle cependant sont venues se fondre l'affection ou les affections préexistantes, voilà l'axiôme tout hippocratique que j'aurais choisi pour thême de mes commentaires, si, ambitionnant la réputation de novateur, j'eusse voulu me faire le coryphée de la doctrine dont je parlais plus haut. Mais si j'abandonne à d'autres l'extravagante prétention d'imaginer une panacée universelle, je ne crains point de déclarer que je fais de la teinture de Lémery, mon spécifique par excellence contre l'accès de la goutte aiguë, et que ce médicament est à peu près le seul que j'emploie dans le traitement de l'arthrite goutteuse comme dans celui de l'arthrite simple, pour peu que l'une et l'autre présentent encore quelque trace d'inflammation.

Dès le premier jour (que l'accès soit à son début ou au milieu de sa durée, peu importe), le malade se met au lit, garde un repos complet, et prend, dès qu'il peut supposer la digestion de son dernier repas achevée, de douze à seize grammes d'élixir panchimagogue coupé d'eau sucrée. — En même tems, diète, eau de gomme tiède pour boisson. — Élévation mécanique du membre phlogosé, qu'on a eu soin de recouvrir de simples cataplasmes émolliens. — Il arrive assez souvent que, dès le lendemain, tous les symptômes d'arthrite ont disparu, et qu'il ne reste plus d'autre maladie qu'un peu de diarrhée encore accompagnée de légères coliques. Le plus ordinairement, toutefois, il faut réitérer, pendant un jour ou deux, la médication que nous venons d'indiquer; mais jamais plus de quatre jours ne s'écoulent avant que le malade ne soit parvenu, sinon à un parfait rétablissement, du moins à une pleine convalescence.

Cela est simple, si simple, que beaucoup de médecins, j'en suis persuadé, le trouveront peu médical; mais, à coup sûr, de pareils reproches ne seront pas suffisans pour me faire abandonner une méthode qui, sans exagération, me réussit dix-neuf fois sur vingt.

Traitement radical.

J. G. Greisel (*Tract. med. de curâ lactis in arthr.*, Bad., in-8°, 1681); et, vingt-six ans plus tard, J. Dalaeus (*Tract. nov. de furiâ pod. lacte victâ*, etc., Amsterd., in-8°, 1707), crurent tous deux avoir trouvé, dans la diète lactée, un moyen sûr de guérir l'arthritis. Le premier rapporte, en effet, quelques observations qui devaient fortement militer dans son esprit en faveur de cette croyance ; et Dalaeus, atteint lui-même de la goutte, cite, comme un argument sans réplique, sa propre guérison à l'appui de sa méthode.

Je ne serais pas éloigné moi-même de croire qu'une alimentation, exclusivement composée de laitages, fût, à la longue, susceptible de détruire la diathèse goutteuse, comme on a vu, dans ces derniers tems, cette sorte d'alimentation suffire à déterminer la cure radicale de certaines hydropisies; mais, si l'on prend en considération le caractère habituel des goutteux, on ne tarde pas à s'apercevoir que les excellens conseils de Greisel et de Dalaeus ne sont guère de ceux que l'on peut espérer voir suivis, et que leur mode de traitement, en apparence si simple et si facile, est encore plus impraticable que celui de Cadet de Vaux. — Les goutteux, en effet, sont en général plutôt courageux que patiens, c'est-à-dire qu'ils supportent plus volontiers une douleur aiguë, mais de courte durée, que de longues et incessantes privations. Cependant, il faut qu'ils le sachent et qu'ils s'en pénètrent : sans régime, pas de guérison possible. Or, qu'est-ce qu'un régime? Voici la définition réservée que j'en donne (car, pour obtenir *assez*, il ne faut pas demander *trop*) : Ne manger qu'à la moitié de son appétit; ne boire qu'au quart de sa soif; couper son vin d'eau; abjurer les grands dîners et les petits soupers; se promener à pied, en voiture, et surtout à cheval (Syd.); porter des chaussures de laine; éviter le froid et l'humidité; renoncer à la bière, au café, à l'absynthe, et boire dans la journée quatre grands verres d'eau de Contrexeville. — Puis, enfin, messieurs les goutteux (et fasse le Ciel que ce ne soit pas là l'unique point dont vous gardiez souvenir parmi les sages conseils que je vous donne!), lorsque les signes familiers qui vous présagent le retour de votre accès vous deviendront manifestes, avalez, sans hésiter, quinze à seize grammes d'élixir panchimagogue, et le mal sera conjuré.

Ayez donc, messieurs, *la force d'ame* de vous conformer en tous points aux préceptes hygiéniques qui précèdent, s'il vous plaît de tenir un jour votre guérison pour certaine, sinon, je vous en préviens, j'atteste hautement que vous n'êtes incurables que parce que vous êtes incorrigibles.

Traitement empirique de la goutte chronique.

S'il existait dans nos pharmacopées quelque substance ayant la propriété bien constatée de décomposer et de résoudre les productions calcaires que nous avons décrites sous le nom de *tophus*, on pourrait à peu près affirmer que ce médicament serait le spécifique de la goutte. Mais, malheureusement, ce précieux réactif n'existe pas encore, et, d'après ce que l'on a fait déjà dans l'intention et avec l'espoir de le découvrir, je serais presque tenté de le déclarer aussi introuvable que la pierre philosophale. Cependant, si cette circonstance est faite pour désespérer quelques malades, j'ose avancer que le nombre de ces derniers doit se réduire à bien peu de chose; car, malgré l'imperfection de nos ressources, le nombre des goutteux irrévocablement incurables est infiniment plus limité qu'on ne le pense généralement.

Une extrême confusion a régné jusqu'à présent dans le traitement de la goutte chronique. L'espérance de la faire disparaître n'entre nullement dans mon esprit; mais peut-être les quelques pages qui suivent auront-elles pour résultat de populariser certains procédés utiles, et dont les médecins auraient grand tort de dédaigner l'application.

D'après les idées que nous avons émises sur la nature de la goutte, il est évident que, parmi les remèdes employés à combattre cette maladie, les topiques, de quelque espèce qu'ils soient, ne doivent être considérés que comme des agens secondaires, qui peuvent, il est vrai, quelquefois pallier la douleur ou modifier l'inflammation locale, mais avec lesquels on ne saurait espérer de détruire dans son principe une affection essentiellement générale. On a donc beaucoup trop fait de bruit du fameux cataplasme de Pradier, qui, du reste, n'était point, à proprement parler, une innovation, puisque déjà les médecins de l'ancienne Rome (Lucien, *Trapodagra*) employaient, dans des circonstances analogues à celles où le remède de Pradier faisait fortune, des cataplasmes de fenugrec, de racine d'ellébore, etc., sortes de topiques dont les effets devaient être à peu près les mêmes que ceux du remède dont je parle.— Les fréquentes applications du remède de Pradier ont d'ailleurs, par suite des copieuses exsudations locales qu'elles déterminent (Broussais), l'inconvénient très-grave d'amener fréquemment une extrême débilité, et quelquefois même l'atrophie musculaire de la partie où on les fait.

Le remède de Quarin (savon et camphre) ne saurait avoir d'autre objet que de localiser la maladie. — Il est certaines circonstances, en effet, dans lesquelles la fixation de la fluxion goutteuse est une indication pressante à remplir. Ce n'est pas chose très-rare, par exemple, que de voir survenir instantanément, chez des goutteux, divers phénomènes plus ou moins insolites et inquiétans, tels qu'une surdité ou une cécité complète, mais que dissipent ordinairement, en quelques minutes, un bain de pieds sinapisé ou tout autre révulsif analogue. — Il est plus fréquent encore de voir la fluxion goutteuse s'effectuer sur quelque viscère intérieur, et mettre le malade dans un danger imminent, si l'homme de l'art n'est de suite appelé à le secourir. Or, comme ici encore tous les révulsifs réussissent indifféremment, et d'autant mieux seulement qu'ils sont doués de plus d'énergie, je ne vois pas ce qui a valu au remède de Quarin l'engouement extraordinaire qu'il a excité pendant plusieurs années.

Pour ce qui est des cautères et des vésicatoires, dont l'action est si puissante dans quelques maladies, ils méritent à peine ici d'être mentionnés, ou du moins n'ai-je presque jamais vu d'amélioration notable résulter de leur emploi. Peut-être les moxas sont-ils un peu plus efficaces; mais encore s'en faut-il de beaucoup qu'ils aient chez nous les succès qu'en obtiennent, dit-on, les médecins de la Chine. Je déclare donc, en résumé, que, sans proscrire explicitement ni les moxas, ni les cautères, ni les vésicatoires, je ne leur accorde qu'une confiance très-limitée dans le traitement de l'arthritis, et n'en fais que fort rarement usage. Mais, puisque j'en suis à parler des remèdes topiques, je ne puis m'empêcher de mentionner une espèce de cataplasme, pour le moins bizarre, dont je n'ai jamais cherché à analyser le mode d'action, mais dont j'ai si souvent obtenu de bons effets, que je me risque à en donner la formule :

Prenez : Verveine fraîche (1) contusé dans un mortier. . . . . 1 poignée.
Feuilles de séné. . . . . 32 gramm.
Poivre blanc en poudre. 16 gramm.

Triturez dans une suffisante quantité de blancs d'œufs, et étendez, pour l'usage, sur des plumasseaux d'étoupes.

Douze heures d'application de ce cataplasme

(1) Sèche, à défaut de fraîche.

sur une articulation goutteuse suffisent souvent pour calmer d'atroces douleurs. — Comment? Pourquoi? Que se passe-t-il alors? C'est ce que je ne me suis jamais demandé. Bien plus, je serais fort embarrassé aujourd'hui s'il fallait préciser la source où j'ai puisé cette recette, et il est assez présumable que je dus à quelque hasard, plus ou moins excentrique à la science, le premier usage que j'en fis. Mais enfin je l'employai; elle me réussit une fois, deux fois, vingt fois : pourquoi, dès lors, ne l'aurais-je pas conservée? On s'attache involontairement aux choses utiles comme aux hommes obligéans, lors même que les uns et les autres sont ridicules.

Il est du moins, quant à moi, certains points sur lesquels je suis sans scrupule, et la reproduction du fait suivant dans cette brochure est la preuve de ma fidélité au sage précepte d'Hippocrate : *Nihil contemnendum.*

M. M..., négociant de Rouen, est torturé par la goutte depuis plus de quinze ans. Vainement il a consulté toutes nos illustrations médicales; rien ne le soulage, et la Faculté *y perd son latin*. M. M..., déclaré incurable à l'unanimité, perclu de tous ses membres, et souffrant un continuel martyre, n'a donc rien de mieux à faire qu'à se suicider, s'il ne se sent pas le courage d'attendre la mort dans l'état où il est. — Mais, hélas! il en coûte toujours un peu pour s'arracher la vie, et l'on en vient rarement jusque là avant d'avoir vu échouer sa dernière planche de salut. M. M... fit donc une chose fort sage en tentant un dernier effort. Précisément parce qu'il n'avait plus rien à perdre, il joua gros jeu; il se mit entre les mains d'un charlatan, et bien lui en prit, puisque ce fut à ce charlatan (nommé Grignon) qu'il dut, sinon sa guérison parfaite, du moins son retour à une santé passable. Mais le procédé de Grignon est digne d'être conté.

Dès le premier jour où notre homme est appelé à donner ses soins à M. M..., il examine et interroge son malade avec une minutie vraiment risible; après quoi il demande, le plus gravement du monde, *deux ou trois bûches d'orme vert,* qu'on lui procure à l'instant, et qu'il fait chauffer dans un four, après en avoir enlevé la première écorce. Lorsque ces bûches sont assez chaudes (c'est-à-dire lorsqu'elles sont brûlantes), Grignon les retire du four, les roule dans des alèzes, et les fait placer dans le lit où est couché le pauvre goutteux, côte à côte avec lui. Il en résulte aussitôt une si prodigieuse transpiration, qu'au bout de trois heures, la couche entière, y compris les sommiers, en est pénétrée de part en part.—Alors second tems de l'opération, c'est-à-dire que le patient et les bûches sont transportés dans un second lit, bassiné et disposé *ad hoc* dans l'appartement. — Ici nouvelle transpiration pendant trois nouvelles heures. — M. M..., épuisé, haletant, mourant de soif, est d'une faiblesse extrême; mais la tuméfaction de ses membres est réduite de moitié, et il peut, dès le lendemain, faire le tour de sa chambre, en s'appuyant sur le bras de son domestique. — Enfin trois jours se passent. Grignon met encore une fois son bois d'orme à contribution, et M. M..., remerciant son *médecin* et ses bûches, peut aller lui-même proclamer sa guérison dans le quartier qu'il habite.

Certainement ce fait est curieux; et tout burlesque que peut paraître le traitement de Grignon, il est loin de manquer d'un certain intérêt. Or, en quoi consiste-t-il? Est-ce seulement à faire naître artificiellement des sueurs abondantes? — Tout autre corps chaud produirait-il le même effet que les bûches? Tout autre bois, le même effet que le bois d'orme? C'est ce que je dirai peut-être un jour; mais j'ai hâte pour le moment de faire connaître enfin le résumé de ma méthode ordinaire.

1° Je commence par produire une perturbation générale, de nature spéciale, dont je proportionne la durée aux forces, à la constitution du malade, et surtout au degré de l'inflammation locale. Ainsi donc, comme dans l'accès de goutte aiguë, je prescris l'élixir panchimagogue, pendant plusieurs jours de suite, ou plutôt de deux jours en deux jours, jusqu'à la disparition à peu près complète de la douleur, dont la persistance varie d'ailleurs considérablement, suivant les sujets.

2° Lorsque j'ai suspendu l'usage de l'élixir, je prescris à mes malades une alimentation légère, mais pourtant suffisante; et je leur fais prendre pour boisson (à doses élevées, suivant le principe modifié de Cadet de Vaux), une tisane sudorifique, telle que celle de squine ou de sassafras, mais plus ordinairement celle de salsepareille et de gayac convenablement édulcorée, et avec addition de sirop de colchique. — Des frictions avec la pommade suivante remplacent alors les cataplasmes décrits plus haut, sur la région douloureuse:

Vératrine . . de 30 à 40, et même 50 centig.
Acide cyanhydrique (1) méd. . . . 12 gram.
Axonge, ou cérat simple. . . . . 32 gram.

(1) Ou mieux, huile essentielle de laurier cerise.

Il est bon d'observer une progression méthodique dans l'augmentation des doses de vératrine, sinon, l'on exposerait ses malades à des accidens graves. — Cette pommade est, sans contredit, la plus efficace que j'aie jamais essayée; mais, néanmoins, pour éviter l'inertie qu'elle recevrait inévitablement d'un usage long-tems prolongé, je la suspens de loin en loin, et lui substitue le liniment suivant, dont l'action s'est aussi montrée fort salutaire sur certains goutteux :

Teinture de bulbes de colchique.
Ammoniaque liquide . . . . .
Laudanum de Syd. . . . . aa. 6 gram.
Huile d'olive. . . . . 16 gram.

Mêlez, pour deux ou trois frictions par jour.

3° Pendant les deux premières périodes du traitement, le malade a dû se soumettre à un repos complet. Ici seulement je commence à lui permettre un peu d'exercice, mais je ne l'amène que graduellement aux longues promenades à pied et à la gymnastique. — Je continue long-tems les préparations de colchique et les boissons sudorifiques. Du taffetas gommé recouvre les articulations, et par dessus le taffetas des bandes de laine ont pour objet d'achever la dissipation de l'œdême, par la compression légère, mais continue, qu'elles exercent.

Enfin, après avoir vidé les tumeurs albumino-gélatineuses, et favorisé, s'il y avait lieu, la sortie des tophus par les moyens ordinaires, je remplace les sudorifiques par l'eau de Contrexeville, je recommande une dose d'élixir panchimagogue à la moindre menace d'accès, et j'abandonne mon malade à peu près guéri, s'il a désormais la résignation d'être sobre, et le bon vouloir d'éviter les causes auxquelles il devait son infirmité.

Tout cela, je le sais, est absolument empirique, et le plus subtile dialecticien ne parviendrait jamais à bâtir un corps de doctrine sur d'aussi vagues élémens. Mais qu'aurions-nous à faire d'une nouvelle théorie? Nous en avons déjà tant à lire et à méditer! Pour moi, j'ai l'impudeur d'en faire l'aveu à mes lecteurs; c'est surtout en étudiant comparativement dans les livres et sur la nature, le traitement de la goutte, que je me suis rappelé, en rougissant, ce grossier adage d'un écrivain célèbre de l'autre hémisphère : « L'homme, quand il raisonne, n'est pas plus que le chien quand il aboie. »

FIN.

www.ingramcontent.com/pod-product-compliance
Ingram Content Group UK Ltd.
Pitfield, Milton Keynes, MK11 3LW, UK
UKHW021109290826
14628UKWH00014B/1545

9 782019 651824